AF468932

PUBLICATIONS DU *PROGRÈS MÉDICAL*

TREMBLEMENT, TIC, CHORÉE RYTHMÉE

ET

SYNDROME FRUSTE DE PARKINSON

DE NATURE HYSTÉRIQUE

PAR

Le Dr Edouard BOINET

Professeur agrégé à la Faculté de Montpellier
Lauréat de l'Académie de médecine.

PARIS

AUX BUREAUX DU
PROGRÈS MÉDICAL
rue des Carmes, 14.

E. LECROSNIER et BABÉ
ÉDITEURS
Place de l'École-de-Médecine.

1891

Td 85
856

PUBLICATIONS DU *PROGRÈS MÉDICAL*

TREMBLEMENT, TIC, CHORÉE RYTHMÉE

ET

SYNDROME FRUSTE DE PARKINSON

DE NATURE HYSTÉRIQUE

PAR

Le Dr Edouard BOINET

Professeur agrégé à la Faculté de Montpellier
Lauréat de l'Académie de médecine.

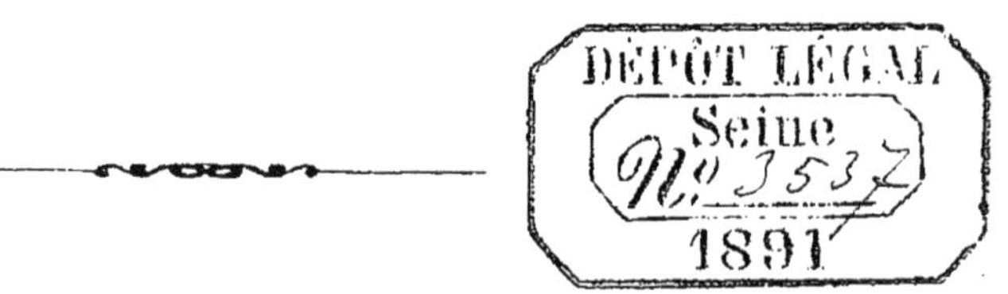

PARIS

AUX BUREAUX DU
PROGRÈS MÉDICAL
14, rue des Carmes, 14.

E. LECROSNIER et BABÉ
ÉDITEURS
Place de l'École-de-Médecine.

1890

TREMBLEMENT, TIC, CHORÉE RYTHMÉE

ET

SYNDROME FRUSTE DE PARKINSON

DE NATURE HYSTÉRIQUE

Nous venons d'observer, dans le service de clinique médicale, que M. le doyen Castan a bien voulu nous confier temporairement, un cas intéressant de tremblement, de chorée rythmée et de syndrome fruste de Parkinson, de nature hystérique. Cette observation rentre dans le groupe des tremblements hystériques étudiés par Ormerod (1), Pitres (2), Rendu (3), Charcot (4).

Observation. — Masse Pierre, cordonnier, âgé de 32 ans, entre, le 24 août 1890, à l'hôpital suburbain, salle Combal, lit 5. Les doigts, la main, l'avant-bras gauches, la moitié

---

(1) Ormerod. — *The British Journal.* Déc. 1887, p. 1216.

(2) Pitres.— *Des tremblements hystériques. Progrès médical,* Septembre 1889, p. 245-260.

(4) Rendu. — *Note sur le tremblement hystérique et ses variétés. Société méd. des Hôpitaux de Paris* 1889, p. 177.

(4) Charcot. — *Des tremblements hystériques. Progrès médical* 1890. 6 et 13 septembre, p. 179 et 195.

gauche de la face, la tête offrent une série de mouvements rythmiques, qui cessent pendant le repos au lit.

Antécédents. Ce malade n'est ni tuberculeux, ni alcoolique, ni syphilitique, il n'a pas d'antécédents nerveux, soit héréditaires, soit personnels. Il avait joui d'une excellente santé jusqu'en 1880, époque à laquelle il est envoyé au Tonkin.

Vers le mois de juin 1880, pendant qu'il montait la garde dans la citadelle d'Hanoï, il est pris d'une frayeur extrême, à la vue d'un tigre, qui rôda une grande partie de la nuit autour de la paillotte dans laquelle M... s'était réfugié.

Peu de jours après cette vive émotion, il a sa première attaque de nerfs, pendant laquelle il perd connaissance. Il ne se souvient pas de ce qui s'est passé pendant l'attaque ; il ne se mord pas la langue, il n'a pas d'écume à la bouche. Ses camarades lui racontent qu'il a eu des mouvements convulsifs généralisés. Cette attaque a duré trois quarts d'heure ; elle est suivie d'une période d'abattement, d'obnubilation, qui persiste pendant deux heures. Elle se reproduit tous les 4 à 5 jours ; elle est tantôt diurne, tantôt nocturne.

A la même époque, ce malade est atteint de nombreux accès de fièvre intermittente et de quelques accès pernicieux. Il séjourne six mois à l'ambulance d'Hanoï ; il est évacué sur l'hôpital de Saïgon. Une à deux fois par semaine, il a des attaques caractérisées par une sensation de constriction épigastrique, par un tournoiement de tête, par une chute brusque avec perte de connaissance prolongée. Il prend de fortes doses de bromure de potassium et d'antipyrine. Il est renvoyé en France ; il reste deux mois à l'hôpital de Toulon. Les attaques s'espacent et il peut finir son service sans accepter la réforme qu'on lui offrait.

En 1887, il se rengage dans la Légion étrangère ; mais, au bout de quinze jours, une nouvelle attaque le force à entrer à l'infirmerie, puis à l'hôpital. La réforme est prononcée en juillet 1888.

Un an plus tard, à la suite d'une autre attaque, le malade remarque, le matin en se levant, que sa tête décrit des mouvements de droite à gauche et que les muscles de la moitié gauche de la face sont pris de contractions rythmiques, régulières, grimaçantes, comparables au tic convulsif. Ces mouvements ont persisté depuis lors. En mars 1890, une nouvelle attaque, d'une durée de trois quarts d'heure, est suivie d'un tremblement du membre supérieur gauche.

Au mois de juin 1890, deux autres attaques surviennent dans l'espace de huit jours ; c'est depuis cette époque que le malade porte inconsciemment, une dizaine de fois par minute, sa main droite au niveau de ses lèvres.

Le 23 août, une attaque qu'il a sur la voie publique le fait admettre à l'hôpital, où nous constatons l'état suivant :

État actuel. — Dès que le malade s'assied sur son lit, dès qu'il se lève, l'avant-bras, la main, les doigts gauches, la moitié gauche de la face, le membre supérieur droit exécutent des mouvements rythmiques, réguliers, qui ne tardent pas à disparaître pendant le repos.

1° Motilité. — *Tête.* — On observe une série d'oscillations régulières, horizontales, de droite à gauche, se renouvelant 90 fois par minute. Si on ordonne au malade de regarder à droite, il tourne la tête avec difficulté de ce côté; il ne la maintient dans cette position que pendant une demi-minute; puis, un mouvement brusque, involontaire, la ramène à gauche et les oscillations horizontales recommencent. Le sterno-cléido-mastoïdien droit est volumineux, dur, tandis que le gauche est atrophié (1).

Face. — Les paupières sont agitées par des clignotements incessants, saccadés, surtout du côté gauche; la joue gauche présente des contractions rythmiques, fréquentes des muscles élévateurs du nez et de la lèvre supérieure, du grand et du petit zygomatiques, du canin ; elle grimace convulsivement. Les lèvres et la commissure gauche complètent par leurs mouvements continuels de diduction, d'élévation et de propulsion légère, les grimaces que ce malade fait une quarantaine de fois par minute.

Membre supérieur gauche. — Lorsque le malade veut se lever, l'épaule et le bras gauches restent toujours immobiles ; mais l'avant-bras, placé horizontalement, décrit, 80 à 90 fois par minute, des mouvements d'abaissement et d'élévation réguliers, égaux, ayant une amplitude de vingt centimètres environ. La main gauche offre, synergiquement, des mouvements d'extension, coïncidant avec les mouvements d'élévation de l'avant-bras. Tandis que l'auriculaire est dans l'extension complète, l'annulaire se trouve dans une demi-extension : les deux derniers doigts ont un redressement rythmique, correspondant à l'élévation de la main. Le médius, l'index sont dans la flexion; le pouce, recouvert par les deux doigts précédents, est appliqué dans la paume de la main. L'écriture est impossible, la plume est lancée follement. Le malade porte

(1) Voir Charcot. Leçons du Mardi, 1887-1888.

difficilement sa main gauche à la bouche : l'index n'arrive à toucher l'extrémité du nez qu'après plusieurs séries d'oscillations, qui ont moins d'amplitude que dans la sclérose en plaques. La main gauche ne donne au dynamomètre qu'une pression de 15 ; la main droite, au contraire, atteint 44. En outre, après une certaine fatigue provoquée par la marche, le membre supérieur gauche décrit spontanément le mouvement rare, automatique, involontaire, de projection sur la face qui, dans les conditions ordinaires, n'est accompli que par le membre supérieur droit.

Membre supérieur droit. — A l'état de repos, lorsque le malade est couché, le membre supérieur droit est encore immobile : mais, au moindre déplacement, il exécute, non pas les fréquentes oscillations rythmiques du membre supérieur gauche, mais il décrit une série de grandes courbes : dix fois par minute environ, la main droite vient frotter rapidement, involontairement, le nez et la bouche, comme si elle voulait chasser une mouche ou comme si ces parties de la face étaient le siège d'une démangeaison ; puis, la main retombe le long du côté droit du corps pour recommencer quelques secondes après le même geste convulsif. Ces mouvements sont plus fréquents lorsqu'une pression forte et soutenue s'est opposée, pendant deux minutes, à la chorée rythmée du membre supérieur gauche. La main droite ne trace que des caractères imparfaits, mal associés, peu lisibles. En résumé, la face et le membre supérieur droit sont le siège de tics convulsifs analogues à ceux que Guinon (1) décrit dans ses observations II et III.

Membres inférieurs. — Ce n'est que lorsque le malade se lève que le membre inférieur gauche éprouve un tremblement peu considérable.

La démarche est singulière : le corps, attiré par une sorte d'*antépulsion*, est porté fortement en avant ; les pas se précipitent, le malade court après son centre de gravité : après une course d'une vingtaine de mètres, cette impulsion en avant est telle que le malade est obligé de s'appuyer pour ne pas tomber en avant : lorsque cet homme ferme les yeux, cette antépulsion s'exagère et l'on doit, alors, retenir le malade, qui serait entraîné en avant. Par contre, si le malade veut marcher à reculons, le mouvement de *rétropulsion* est si accentué qu'il ne pourrait faire quatre pas sans être renversé. La latéropulsion n'existe pas.

---

(1) Guinon. — *Maladie des tics convulsifs. Revue de médecine* 1886. T. 6, p. 50.

Réflexes. — Le réflexe patellaire est exagéré, surtout à droite et après une course.

2° SENSIBILITÉ.—On constate une hémianesthésie sensitive et sensorielle du côté gauche. La plante du pied gauche sent à peine le chatouillement. Les deux pointes de l'esthésiomètre, espacées de dix centimètres, ne sont perçues ni au pied, ni à la jambe, ni à la cuisse gauches. Cette hémianesthésie existe aussi sur le côté gauche de l'abdomen, du thorax, du cou, du menton, des lèvres, du nez, des joues, du front, du cuir chevelu. La sensibilité à la température est fortement diminuée à gauche. On note une hémianesthésie sensitive et sensorielle de la moitié gauche de la langue. L'isthme du gosier, le pharynx, touchés avec une cuiller, sont à peu près insensibles. Le réflexe pharyngien est presque aboli. A ces stigmates de l'hystérie, s'ajoutent une diminution de l'acuité de l'oreille gauche, une amblyopie légère de l'œil gauche avec rétrécissement du champ visuel. Le fond de l'œil est normal. Il existe du nystagmus dans le sens transversal, pendant l'examen ophtalmoscopique. La parole est nette, l'intelligence est conservée, la mémoire est bonne.

Traitement. — La suspension améliore rapidement l'état de ce malade. La première séance dure une demi-minute : on augmente progressivement la durée de la suspension. A la cinquième séance, que l'on prolonge deux minutes et demi, on note une diminution notable des mouvements. L'avant-bras gauche, en demi-extension, a des oscillations plus rares et moins étendues; la main gauche n'offre que de faibles mouvements d'extension; le petit doigt ne se relève plus rythmiquement. Enfin, après la sixième séance, le membre supérieur gauche reste immobile, les doigts sont dans l'extension. La main droite n'est plus portée à la bouche. Les contractions des muscles de la face ont diminué; la démarche est plus calme, moins précipitée; le mouvement de propulsion est moins accentué.

Le 8 septembre, le malade peut se promener dans le jardin, tenir un cheval par la bride. Les mouvements rythmiques de l'avant-bras gauche sont faibles, les oscillations de la tête sont à peine accusées.

Nous avions l'intention d'essayer d'autres moyens de traitement tels que la suggestion hypnotique, les miroirs rotatifs, l'aimantation; mais ce malade a quitté précipitamment l'hôpital.

En résumé, cette grande frayeur, produite par la vue d'un tigre, a provoqué une hystérie émotionnelle. Les attaques hystériques ont été suivies d'une série de troubles moteurs consistant en tremblement à oscillations lentes, en chorée rythmée, en tic convulsif et en syndrome fruste de Parkinson. La nature hystérique de ces accidents est établie par leur mode de début et par tous les stigmates de l'hystérie mâle que présentait ce malade. Cette observation offre encore, comme particularité intéressante, l'association exceptionnelle d'une chorée rythmée et du syndrome fruste de Parkinson. Quant aux tremblements hystériques, qui simulent simplement la paralysie agitante, ils sont moins rares : ainsi Ormerod, Rendu, Pitres (*loc. cit.*), Greidenberg (*Bulletin médical*, 1888, p. 1650) en citent des exemples bien nets. L'observation de Greidenberg est assez analogue à la nôtre. Ce médecin russe rapporte aussi l'histoire d'un jeune soldat de vingt et un ans, chez lequel une grande frayeur provoqua l'apparition de troubles sensitifs et moteurs variés, de nature hystérique, parmi lesquels figure un tremblement régulier, de 100 secousses par minute, prédominant dans les membres supérieurs, persistant encore un an après le début des accidents et ressemblant beaucoup au tremblement de la paralysie agitante.

Dans ce cas, comme dans le nôtre, il s'agit d'une hystérie émotionnelle ; c'est presque de l'hystéro-traumatisme (Grasset). Enfin, la suspension a produit rapidement chez notre malade une grande amélioration. Ce moyen thérapeutique peut rendre des services réels dans ces accidents d'hystérie mâle, dont la ténacité, dit Charcot (*loc. cit.*, p. 195), est avec raison devenue proverbiale.

II.

Chez la femme, au contraire, le tremblement hystérique peut disparaître très rapidement. Nous citerons, comme preuve de la bénignité possible de ces derniers tremblements hystériques, l'observation suivante :

Observation II. — *Tremblement hystérique causé par une vive frayeur. Disparition rapide.* — Rosine Causse, âgée de 31 ans, exerçant le métier de « journalière », entre le 16 septembre 1890. Salle Bichat, lit 6.

Antécédents héréditaires. — Sa mère, âgée de 69 ans, est atteinte de paraplégie depuis huit mois ; elle a toujours été très nerveuse. Son père, âgé de 82 ans, est très bien portant. Une de ses sœurs est morte de fièvre typhoïde. Il n'existe pas d'antécédents nerveux dans sa famille.

Antécédents personnels. — La malade a toujours été très nerveuse, mais elle n'a jamais eu d'attaques de nerfs ; elle n'a pas ressenti la sensation de boule hystérique ; elle s'émeut, elle rit, elle pleure très facilement, pour des motifs futiles. A 13 ans, elle a eu quelques ganglions strumeux dans la région sous-maxillaire droite ; ils ont suppuré : elle porte encore les traces de cicatrices blanches, rétractées. A 24 ans, elle assiste à une opération de hernie étranglée que subissait sa mère ; elle a une émotion très vive : quelques heures après, elle est atteinte d'une paralysie faciale droite. La malade n'avait eu aucune attaque ; elle ne s'était exposée à aucun refroidissement. Cette paralysie respecte l'orbiculaire des paupières : elle a persisté depuis cette époque sans subir de modifications. Elle paraît être de nature hystérique (1).

Histoire de la maladie. — Le 10 septembre 1890, à huit heures du matin, au moment où elle se rendait à son travail, trois individus, dont l'un portait une fausse barbe, l'ont assaillie sur la route de Pérols et l'ont dévalisée. La malade éprouve une extrême frayeur, dont elle se remet assez vite ; elle ressent une vive douleur, développée spontanément au niveau de l'occipital ; elle veut raconter l'agression dont elle vient d'être victime ; mais, à sa grande stupéfaction, elle s'aperçoit qu'elle ne peut articuler les mots : elle sait très bien ce qu'elle veut dire, et elle s'irrite de ne pouvoir l'exprimer. Cette aphasie persiste jusqu'au 14 : pendant les deux jours suivants, la malade bredouille encore. Dans l'après-midi du 10 septembre, la malade se plaint toujours d'élancements douloureux dans les membres inférieurs et dans le membre supérieur droit : cependant, elle mange avec appétit ; elle passe tranquillement sa soirée, sans attaque nerveuse, lorsque brusquement, à minuit, elle est prise d'un tremblement limité au

(1) Voir *Société médicale des hôpitaux*, séance du 9 janv. 1891.

membre supérieur droit. Le 11, les règles, qui duraient depuis deux jours, s'arrêtent subitement. Le 12, le 13 et le 14 septembre, le mal de tête, la douleur occipitale persistent et le tremblement conserve les caractères que nous observons le 16 septembre, jour de son entrée à l'hôpital. La malade avait pris 12 grammes de bromure de potassium en trois jours.

État actuel. — Dès que la malade se dresse sur son lit, le membre supérieur droit, qui jusqu'alors était immobile, présente des mouvements peu étendus, réguliers, se renouvelant 80 fois par minute environ et se décomposant de la manière suivante : le bras s'écarte et se rapproche légèrement du tronc ; l'avant-bras se fléchit à peine sur le bras ; la main est agitée par une série de mouvements de flexion et d'extension ; les doigts, à demi fléchis, n'ont pas de mouvements propres, particuliers. Ces mouvements du membre supérieur droit sont exagérés pendant la station verticale et la marche. La pression de la main droite au dynamomètre est de 23 ; la main gauche n'atteint que 12 ; mais cette diminution de force tient à une arthrite tuberculeuse. Les élancements douloureux, qui ont précédé le tremblement, ont disparu ; mais la malade se plaint d'une sensation de froid purement subjective, limitée à la main et à l'avant-bras droits.

La sensibilité au toucher, à la température, à la pression, est intacte, non seulement dans le membre supérieur droit, mais encore sur tous les points du corps. Il n'existe ni achromatopsie, ni rétrécissement du champ visuel : le réflexe pharyngien est aboli. On ne note pas d'autre anesthésie sensorielle. Le membre supérieur gauche, les deux membres inférieurs, la tête, la face, ne sont le siège d'aucun tremblement. On constate, en outre, une paralysie faciale droite avec intégrité de l'orbiculaire des paupières. Ce tremblement du membre supérieur droit a disparu brusquement dans les circonstances suivantes : la malade venait de faire plusieurs fois le tour de la salle pour montrer l'influence de la marche sur son tremblement, lorque nous lui disons de serrer, de toutes ses forces, nos deux mains, placées dans les siennes. Nous la regardons fixement ; quelques instants après, elle a une crise de larmes ; nous lui affirmons que son tremblement est guéri, qu'elle ne doit plus trembler et nous sommes presque aussi étonné que la malade en constatant la disparition complète et immédiate du tremblement. La malade ressent aussitôt des fourmillements pénibles dans le membre supérieur droit. Une heure après, elle peut manger sa soupe avec la main droite, porter un verre à sa bouche, alors que, le matin même, la malade ne pouvait rien garder dans les mains. Elle se plaint des mêmes fourmillements jusqu'au soir, puis, elle accuse une sensation subjective de froid dans le membre supérieur droit.

Le 18 septembre, à la visite, la malade attire notre attention sur cette même sensation de froid; elle se sert habilement de sa main droite, elle tricote vite et le tremblement, qui n'était certainement pas simulé, ne s'est plus reproduit. Ce tremblement, limité au membre supérieur, était évidemment de nature hystérique.

En résumé, la netteté du début, la bénignité de ce tremblement, et l'heureuse action de la suggestion sont les trois points les plus intéressants de cette observation.

III.

M. le Pr Pitres (*Des tremblements hystériques*, *Progrès médical*, p. 264, 1889) rapporte à l'hystérie les tremblements consécutifs aux maladies infectieuses.

L'hystérie ne paraît cependant jouer aucun rôle dans le cas suivant :

Observation III. — *Pseudo-sclérose en plaques, d'origine variolique.* — Marie D..., 32 ans, ne donne que des renseignements insignifiants sur ses antécédents héréditaires ou personnels. Elle perd trois enfants en bas âge. Elle était fortement anémiée par un accouchement et un allaitement, datant de deux mois, lorsqu'elle est atteinte d'une variole bénigne.

Paralysies. — Au début de cette éruption normale, peu confluente, survient, malgré le peu d'élévation de la température, 38,5, une paralysie incomplète du voile du palais, caractérisée par le reflux des liquides par le nez et la gêne de la déglutition. Les masséters sont contracturés, douloureux à la pression. A cette époque, on observe une paralysie de la vessie et du rectum, qui persiste pendant une quinzaine de jours.

Troubles cérébraux. — Au commencement de la suppuration éclate une fièvre assez vive avec un délire plus accusé pendant la nuit. La malade est incapable de répondre aux questions ; elle ne reconnaît plus son mari ; elle marmotte des paroles incompréhensibles ; elle veut se lever à chaque instant. A ces troubles cérébraux, qui ne durent que deux jours, succèdent des troubles de la *parole*, qui devient traînante, lente, pâteuse, saccadée, embarrassée. La malade bredouille des phrases qu'elle prononce d'un seul jet, sans arrêt et sans omission de mots. La voix est nasonnée.

Troubles psychiques. — On note, plus tard, une obtusion intellectuelle, la perte de la mémoire, des alternatives rapides, non justifiées, de rires et de larmes.

Tremblement. — Dix jours après la fin de ce délire, pendant la dessication, cette malade est prise brusquement d'un tremblement des membres supérieurs et de la tête, qui ne se produit qu'à l'occasion de mouvements volontaires et qui cesse au repos. Si la malade veut saisir un verre et le porter à sa bouche, les *membres supérieurs* exécutent des mouvements irréguliers, incoordonnés, en zigzag, semblables à ceux de la sclérose en plaques. La main droite donne au dynamomètre une pression de 14; la main gauche ne dépasse pas 12. La *tête* décrit de fréquentes oscillations régulières, étendues, rythmiques, qui se font constamment dans le sens antéro-postérieur. Il existe du nystagmus. Les *membres inférieurs* sont atteints de parésie ; le tremblement apparaît pendant la convalescence, au moment où la malade veut faire quelques pas.

Attaque apoplectiforme. — Cet état était stationnaire depuis un mois, lorsque la malade est prise brusquement d'une attaque apoplectiforme avec perte de connaissance, qui dure deux heures environ, et qui est suivie d'une *aphasie* complète, mais très transitoire.

Démarche. — Deux mois après le début des premiers accidents, la malade jette brusquement les jambes à droite, à gauche ; elle talonne, comme dans le *pseudo-tabes*. Une sorte d'antépulsion entraîne la malade en avant ; elle tomberait, si deux aides ne la soutenaient. Un mouvement analogue de rétropulsion se produit, si la malade veut marcher à reculons. Trois semaines plus tard, elle s'avance à tout petits pas en faisant glisser le pied appliqué à plat ; la jambe gauche fait quelques faux pas que la malade attribue à une force de latéropulsion, qui l'entraînerait à gauche. Le tremblement augmente alors. L'occlusion des yeux n'exagère pas la gêne de la marche. Les réflexes rotuliens sont très accusés. Pas de trépidation épileptoïde. Il n'existe pas de douleurs fulgurantes ou viscéralgiques. Le sol est bien senti. Nous ne constatons pas de troubles de la sensibilité. Au bout de quatre mois, la malade fait quelques pas sans tremblement ; mais ce symptôme réapparaît à la suite de quelques efforts. On observe alors un sautillement avec faux pas de la jambe gauche. Les réflexes rotuliens sont toujours exagérés, surtout après la fatigue occasionnée par la marche. Le tremblement des membres supérieurs a beaucoup diminué, mais les mouvements manquent de précision. La voix est toujours nasonnée, saccadée ; la parole est moins bredouillante. Les troubles psychiques ont cessé.

Le mois suivant, le tremblement a diminué, mais, au bout d'un an, il n'avait pas encore disparu ; il empêchait la malade de se livrer à un travail manuel. L'articulation des mots n'est pas plus nette. La sensibilité est intacte ; le réflexe pharyngien est conservé. On ne note ni troubles visuels, ni zones hystérogènes.

Remarques. — En résumé, chacune des périodes de cette variole a été marquée par une complication nouvelle : Ainsi, la paralysie du voile du palais, de la vessie, du rectum, la contracture des masséters se sont montrés au début de l'éruption. Les phénomènes cérébraux et les troubles de la parole ont fait leur apparition au début de la suppuration. C'est pendant la dessication que le tremblement, simulant la sclérose en plaques, l'attaque apoplectiforme avec aphasie transitoire, la parésie des membres supérieurs (pseudo-tabes) se sont manifestés.

Cette observation présente, au point de vue clinique, quelques particularités intéressantes :

1° La contracture des masséters n'est pas mentionnée par les auteurs. Les paralysies rectale, vésicale, sont rares à la période d'invasion : Gubler ne cite qu'un cas de paralysie vésicale.

2° Contrairement à la règle générale, ce sont les paralysies, qui ont précédé les troubles cérébraux.

3° Ces *symptômes cérébraux* du début consistent, tantôt en un délire violent, furieux, nécessitant, comme dans le cas de Béhier, l'emploi de la camisole de force, tantôt en un délire plus calme, mais d'une plus longue durée. Il peut persister jusqu'à cinq semaines (Otto). Quelquefois le malade perd connaissance comme dans les faits de Béhier, de Westphal. Chez le malade de Béhier, cet état comateux se prolongea pendant huit jours.

4° C'est à la suite de ce délire que les *troubles de la*

parole se montrent habituellement. Ils font rarement défaut. Tantôt leur apparition est précoce (Béhier, Westphal), tantôt elle est plus tardive (Foville, Otto, Quinquaud).

5° Les troubles *psychiques*, signalés, en pareil cas, par Béhier, Westphal, Foville, Otto, Quinquaud, ont été peu accusés chez notre malade. Parfois, ils sont très persistants; ils ont duré pendant dix-huit mois dans le cas de Quinquaud. Ils se manifestent alors sous forme d'infantilisme, de perte de la mémoire (Foville, Westphal).

6° Ce *tremblement*, qui rappelle la sclérose en plaques, s'accompagne rarement de cette antépulsion et de cette latéropulsion, mentionnées déjà par Clément (*Lyon médical*, XXVI, p. 149).

7° Ce tremblement peut, comme chez notre malade, s'associer au *pseudo-tabes* décrit par Leval-Picquechef (Thèse, Paris 1885, n° 60), Wipham et Myers. Il peut disparaître avant lui (Béhier). Ce pseudo-tabes peut exister isolément (Foville, Henderson, Quinquaud), être limité aux membres supérieurs (Westphal), s'accompagner d'une lenteur des mouvements des doigts d'une (Westphal) ou des deux mains (Otto) et même d'une parésie du bras gauche (Westphal).

8° L'altération de la sensibilité n'existait que dans les cas de Béhier, d'Henderson. Notre malade n'offrait aucun trouble de la sensibilité, aucun stigmate de l'hystérie. Elle a eu une attaque apoplectiforme avec aphasie transitoire. Ces derniers faits ont une certaine importance au point de vue de la pathogénie de ces tremblements, d'origine infectieuse.

PATHOGÉNIE.

Hystérie. — Se basant sur l'absence de lésions nerveuses dans les autopsies faites par Westphal, Babinsky, et sur des observations personnelles, le Pr Pitres (*Des tremblements hystériques*, *Progrès médical*, t. X, 1889, p. 264) rattache à l'hystérie les pseudo-scléroses en plaques, d'origine infectieuse. « Il est très vraisemblable, dit Pitres, que l'hystérie est la véritable cause des tremblements intentionnels persistants qui se développent quelquefois à la suite des pyrexies aiguës, telles que la variole. »

Dans le relevé des observations d'Otto (1), de Westphal (2), de Clément (*loc. cit.*), de Kahler et Pick (3), de Béhier et Liouville (4), de Quinquaud (4'), de Marie (5), etc., relatives aux pseudo-scléroses en plaques d'origine variolique, on peut dégager quelques conditions étiologiques favorables à l'interprétation de M. le Pr Pitres.

En effet, ces pseudo-scléroses varioliques sont deux fois plus fréquentes chez les femmes que chez les hommes ; elles surviennent habituellement de 25 à 35 ans, et, enfin, elles ne sont pas en rapport avec la gravité de la variole : elles seraient même moins rares dans les varioles bénignes ou de moyenne intensité que dans les varioles graves.

Bien que notre malade se trouve dans les conditions précédemment énoncées, on ne peut guère rapporter à l'hystérie ce tremblement, semblable à celui de la sclérose en plaques : en effet, la malade, examinée à un an de distance, n'a jamais présenté de stigmates hystériques ; de plus, l'attaque apoplectiforme, observée par

---

(1) Otto. — *Allgem. Zeitsch. für Psychiatrie*, 1872.

(2) Westphali. — *Ueber eine affection des Nervensystems nac Pocken*. — *Arch. Psych.*, 1872, p. 376.

(3) Kahler et Pick. — *Beitrage zur pathologie und pathologischen Anatomie des Centralsystems*. — Leipsig, 1879, p. 50.

(4) Béhier et Lionville. — In Mémoire de Quinquaud.

(4') Quinquaud. — *Quelques troubles nerveux après la variole* ; in *Journal Encéphale*, 1884.

(5) Marie. — *Sclérose en plaques et maladies infectieuses*. — *Progrès médical*, 1884, t. XII, p. 349.

le chef de clinique, n'avait, paraît-il, aucun des caractères appartenant à l'hystérie.

Enfin, aucun des symptômes offerts par cette malade ne permet de conclure à une hystérie dyscrasique, analogue à l'hystérie toxique (Pitres), qui, dans un certain nombre de cas, explique ces tremblements, d'origine infectieuse, sans lésions matérielles des centres nerveux.

Lésions centrales. — D'autres auteurs pensent, au contraire, que ces pseudo-scléroses en plaques sont dues à des altérations des centres nerveux. Hugo Ribbert (*Virchow's Archiv.*, 1882, p. 258) croit que le microbe, entraîné par le courant sanguin, se fixe à la paroi vasculaire, détermine, d'une part, une inflammation périvasculaire, et, d'autre part, le dépôt des globules blancs du sang, et a comme dernier aboutissant, les plaques de sclérose. Marie (*Progrès médical*, 1884, p. 351) considère ces scléroses en plaques « comme la localisation médullo-encéphalique de la détermination vasculaire des maladies générales diverses, qui semblent être constamment de nature infectieuse. » Kahler et Pick (*loc. cit.*) admettent des lésions diffuses du système nerveux central, intéressant tantôt le cerveau et le cervelet, tantôt limitées aux cordons postérieurs.

Névrite périphérique. — Ces lésions centrales sont-elles isolées ou combinées avec ces *névrites parenchymateuses périphériques*, constatées par Quinquaud dans la peau d'un pseudo-tabétique, convalescent de variole ?

De nouvelles recherches histologiques sont d'autant plus nécessaires que Babinsky (Thèse, Paris, 1885, n° 147) cite trois cas de pseudo-sclérose dans lesquels l'étude histologique a montré que la moelle, les nerfs et les muscles étaient absolument sains.

Névrose. — En attendant de nouvelles observations, on est encore obligé de conclure avec Westphal, Babinsky, Maguire (*Pseudo-sclérosis*, *Brain*, 1888, p. 71) « qu'il existe une névrose qu'on peut appeler pseudo-sclérose en plaques, qui, par ses symptômes et sa marche, ne peut être distinguée de la sclérose en plaques. » Enfin, nous ferons remarquer qu'aucun des stigmates de l'hystérie n'existait dans les trois cas de pseudo-sclérose en plaques relatés par Babinsky (*loc. cit.*, p. 137). L'observation de notre malade appartient donc à la même catégorie de faits.

PARIS. — IMP. V. GOUPY ET JOURDAN, RUE DE RENNES, 71.

www.ingramcontent.com/pod-product-compliance
Ingram Content Group UK Ltd.
Pitfield, Milton Keynes, MK11 3LW, UK
UKHW020229200726
13856UKWH00004B/1677